NOUVEAU TRAITÉ

DE

L'ACCOUCHEMENT MANUEL,

(ou CONTRE NATURE),

RÉDUIT A SA PLUS GRANDE SIMPLICITÉ PAR L'ANALOGIE DES POSITIONS DIAGONALES DE TOUTES LES RÉGIONS DU TRONC FŒTAL AVEC CELLES DE L'OCCIPUT.

Ce nouveau Traité favorise l'étude des Élèves en médecine, et leur fait aplanir les difficultés qui se sont présentées par les différences des procédés opératoires conseillés pour la Version Pédalique, dans le cas de la même position du fœtus. Chaque Livraison sera ornée de planches propres à faciliter les nouvelles démonstrations.

Par J.ⁿ M. LE MONNIER,

DOCTEUR EN CHIRURGIE, PROFESSEUR PARTICULIER D'ACCOUCHEMENTS, DES MALADIES DES FEMMES ET DES ENFANTS, EX-PROFESSEUR D'ANATOMIE, DE PHYSIOLOGIE, DE MÉDECINE OPÉRATOIRE, A RENNES (Ille-et-Vilaine).

1.ʳᵉ LIVRAISON.

PRIX : 4 fr. *pour les Souscripteurs, et* 4 fr. 5o cent. *pour les non-Souscripteurs.*

ON SOUSCRIT :

A PARIS, chez J. B. BAILLIÈRE, Libraire, rue de l'École de Médecine, N.º 15 *bis.*

A RENNES, chez VATAR, Libraire, rue Royale, N.º 1o.

1831

NOUVEAU TRAITÉ

DE

L'ACCOUCHEMENT MANUEL,

(ou CONSEIL SANITAIRE)

[sous-titre en partie illisible]

Par J.-P.-L. MAIGNEN

1.re LIVRAISON.

Prix : 4 fr. pour les Souscripteurs, et 4 fr. 50 cent. pour les
non-Souscripteurs.

EN SOUSCRIPTION :

À PARIS, chez A. B. [illisible], Éditeur, rue de l'École de Médecine,
N.o 6.

À RENNES, chez Verdier, Libraire, rue Royale, N.o 10

Nevers, Imprimerie de Bégat-Bois (I. Pinet), rue de Fradeaux — 1851.

AVIS.

Cette première livraison offre, dans l'oraison l'exposé succinct, mais bien précis, des diverses doctrines des anciens les plus renommés. Elles sont suivies des réflexions qui peuvent concilier les positions diverses adoptées par plusieurs de ces écrivains, variant entre elles. Cette introduction est suivie de la dissertation sur la Vision Céphalique, estimée à sa juste valeur.

Enfin, les considérations générales sur la Version Palatique terminant cette livraison.

CONDITIONS DE LA SOUSCRIPTION.

L'ouvrage aura cinq livraisons, chacune du prix de 4 francs pour les Souscripteurs, et de 4 francs 50 centimes pour les non-Souscripteurs.

Chaque livraison, imprimée sur grand raisin fin, sera composée de 48 à 52 pages de texte, et de 3 à 5 planches, qui contiendront de 9 à 32 figures.

AVIS.

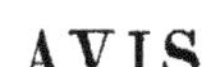

Cette première livraison offre dans l'introduction l'exposé succinct, mais bien précis, des diverses doctrines des auteurs les plus remarquables. Elles sont suivies de réflexions qui prouvent combien les positions directes, adoptées par plusieurs de ces écrivains, varient entre elles. Cette introduction est suivie de la dissertation sur la Version Céphalique, estimée à sa juste valeur.

Enfin, les considérations générales sur la Version Pédalique terminent cette livraison.

CONDITIONS DE LA SOUSCRIPTION.

L'ouvrage aura cinq Livraisons, chacune du prix de 4 francs pour les Souscripteurs, et de 4 francs 50 centimes pour les non-Souscripteurs.

Chaque Livraison, imprimée sur grand raisin fin, sera composée de 16 à 32 pages de texte, et de 3 à 5 planches, qui contiendront de 9 à 22 figures.

Rennes, Imprimerie de Mademoiselle JAUSIONS, rue de Bordeaux — 1834.

NOUVEAU TRAITÉ

DE

L'ACCOUCHEMENT MANUEL

(ou **CONTRE NATURE**),

RÉDUIT A SA PLUS GRANDE SIMPLICITÉ

PAR L'ANALOGIE DES POSITIONS DIAGONALES DE TOUTES LES RÉGIONS DU TRONC FOETAL

AVEC CELLES DE L'OCCIPUT ;

Par **J.ⁿ M. LE MONNIER,**

DOCTEUR EN CHIRURGIE, PROFESSEUR PARTICULIER D'ACCOUCHEMENTS, DES MALADIES DES FEMMES
ET DES ENFANTS, EX-PROFESSEUR D'ANATOMIE, DE PHYSIOLOGIE, DE MÉDECINE OPÉRATOIRE,
A RENNES (Ille-et-Vilaine).

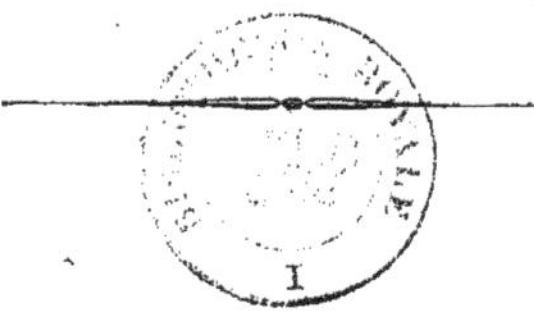

A PARIS,

Chez J.-B. BAILLIÈRE , Libraire, rue de l'École de Médecine, n.° 15 *bis.*

A RENNES,

Chez VATAR, Libraire, rue Royale , n.° 10.

1834.

Je considèrerai comme Contrefaçon tout exemplaire qui ne sera pas
revêtu de ma signature.

RENNES,

IMPRIMERIE DE Mlle JAUSIONS, RUE DE BORDEAUX.

A Monsieur le Baron Dubois,

*Ancien Doyen de la Faculté de Médecine
de Paris, etc.*

Monsieur le Baron,

Le professeur Baudelocque, remarquable par ses ouvrages sur l'art des Accouchements, avait su distinguer parmi ses confrères celui qui devait être préférablement proposé pour le remplacer, lorsqu'il sentit sa fin prochaine et prompte, qui laissa en deuil la Faculté de Médecine de la Capitale. Il reconnut en vous le mérite et les talents qui n'ont cessé d'être admirés, vous fit connaître à la France, à l'Europe, et nous a fourni la parfaite conviction qu'il ne pouvait faire un meilleur choix.

Ne me jugeant pas assez instruit pour mettre au jour les diverses et nouvelles modifications de la manœuvre de l'Accouchement manuel, j'ai attendu jusqu'à ce moment dans l'espérance de voir, chaque jour, un de nos écrivains modernes annoncer cette nouvelle doctrine simplifiée; un plus grand nombre de faits couronnés de succès m'engagent à la soumettre à l'impression.

Permettez, MONSIEUR LE BARON, que cet ouvrage paraisse sous vos auspices. Je m'estimerais heureux, si par mes faibles efforts, je pouvais fixer votre attention et mériter votre suffrage.

J'ai l'honneur d'être,

Monsieur le Baron,

Votre très-humble et très-obéissant Serviteur,

J.ʰ LE MONNIER,
D. Ch.

PRÉFACE.

Favoriser l'instruction par une étude approfondie et une longue expérience, observer, avec le plus grand soin, les phénomènes admirables de la nature lorsqu'elle peut se suffire à elle-même ; ne point s'écarter des bornes qu'elle nous prescrit par les positions diagonales du plus grand diamètre du fœtus, quelle que soit la région de ses extrémités céphalique et pelvienne ou des quatre plans de son tronc qui se présente à l'orifice utérin ; réfuter, par conséquent, les positions directes de ces régions, soit transversales, soit antéro-postérieures, si gratuitement admises par quelques auteurs anciens et modernes ; corriger, en un mot, les erreurs multipliées concernant l'Accouchement manuel ; faire sentir aux jeunes praticiens les grands inconvénients d'une doctrine défectueuse, fondée sur un principe erroné, que la face palmaire de la main introduite dans l'utérus doit toujours parcourir le plan antérieur du tronc de l'enfant ; enseigner une doctrine qui a pour base de ramener l'enfant suivant son attitude la plus ordinaire et la plus convenable à la nature ; employer tous les moyens qui tendent au rapprochement des deux extrémités céphalique et pelvienne, en recourbant le fœtus sur son plan antérieur, au lieu d'engager au centre de l'ovoïde fœtal la main qui agit plutôt en forme de coin, tend à écarter de cette manière les deux extrémités l'une de l'autre, et doit augmenter la longueur du tronc du fœtus, augmentation de longueur que la matrice, fortement resserrée après l'évacuation des eaux amniotiques, ne permettra jamais, etc. Telles sont en général les considérations assez puissantes qui m'engagent à faire connaître les divers préceptes de la version de l'enfant par les pieds, pour venir au secours et même conserver la vie de plusieurs épouses chéries, de mères de famille bien précieuses, et d'enfants souvent uniques et bien désirés.

Il est désolant de voir renaître les mutilations exercées sur les enfants au moment de leur naissance, mutilations qui n'avaient lieu que dans les temps où l'art des accouchements, encore dans le berceau, était confié à des femmes ignorantes, ou à quelques chirurgiens qui n'avaient d'autres ressources dans les accouchements difficiles que la force de leur bras agissant sans méthode, ou l'usage d'un instrument meurtrier, pour estropier et faire périr l'enfant.

L'Accouchement manuel, désigné depuis peu sous le nom de Manœuvre simple, est le premier sujet de cet art qui doit fixer notre attention, parce qu'il est souvent mis en pratique, trop mauvaise quelquefois, et qu'en l'exécutant avec méthode fondée sur de bons principes, on peut conserver la vie des enfants, ne jamais les mutiler, et mettre la mère à l'abri de beaucoup de souffrances et d'accidents graves.

Peut-être sera-t-on surpris de me voir annoncer d'aussi forts arguments, et de discuter les théories de plusieurs auteurs, pour faire l'exposé d'une doctrine spécialement éclairée par la pratique d'où la théorie tire son origine. Néanmoins, leurs ouvrages laissent toujours à la postérité plusieurs autres parties intéressantes, propres à l'instruction.

Je me suis livré, depuis 1795, à l'étude de l'art des accouchements, et je présentai, il y a quelques années, à M. le Baron Dubois, Accoucheur distingué et Professeur de la Faculté de Médecine de Paris, le tableau synoptique et analytique de tous les accouchements qui avaient eu lieu dans la salle de la Maternité ou de Gésine établie à Rennes. Chirurgien en chef de cet établissement et de celui des vénériennes qui formaient les salles d'humanité, je m'adonnais assidûment aux travaux pénibles qu'exigeait mon emploi. Pendant tout ce temps et depuis cette époque, j'ai fait annuellement un cours particulier d'accouchements. En conversant avec M. le Baron Dubois, je lui dis que je ne trouvais rien de satisfaisant dans tous les Traités de l'Accouchement manuel, et j'eus avec lui une longue conférence sur tous les préceptes que j'enseignais, et que je vais développer actuellement.

La crainte de me laisser subjuguer par la prévention, et le désir de m'instruire plus long-temps dans la pratique par les faits réitérés qu'elle n'a cessé de me procurer, m'ont fait retarder et remettre jusqu'à ce jour le projet de soumettre à l'impression ces nouvelles idées; cependant, M. le Baron Dubois m'engageait de donner suite à mes travaux. Encouragé par ses conseils, je vais donc entreprendre cette tâche, que je croyais au-dessus de mes forces; et j'ose espérer que je trouverai plus d'indulgence que de censures amères, en faisant connaître le fruit de mes travaux, de mes veilles et d'une longue expérience bien méditée, qui a toujours eu pour base l'union de la pratique à la théorie.

INTRODUCTION.

Tandis que les avis de tous les auteurs seront aussi partagés sur les positions de l'enfant, sur-tout lorsqu'il présente une des régions du tronc, l'accoucheur sera toujours dans la plus grande obscurité; il ignorera les rapports effectifs du fœtus avec les parties principales de la cavité de la matrice, qui correspondent aux quatre points de terminaison des diamètres obliques et à leur voisinage. D'après ces variétés de position, qui semblent être créées à loisir, on ne doit pas être surpris des difficultés, quelquefois insurmontables, auxquelles sont exposés les praticiens, et des erreurs trop multipliées qu'ils peuvent commettre.

Pour prouver cette vérité fondamentale et concilier toutes les opinions en général, mon but est de rapporter aux quatre positions diagonales de la présentation de l'occiput (bien reconnues actuellement et d'une voix unanime), toutes les positions des diverses régions du tronc du fœtus, excepté celles qui font partie des deux extrémités céphalique et pelvienne, celles même qui touchent cette dernière.

J'ai donc songé à former cette nouvelle doctrine, en faisant l'énumération comparative des positions de l'enfant admises par nos prédécesseurs, qui ont cherché à établir des préceptes pour tâcher de pousser les limites de la science jusqu'à ses bornes les plus reculées. Sans contredit leurs efforts sont bien louables, et ils ont mérité l'estime et la considération de leurs collaborateurs.

Je vais citer les plus dignes de remarque, en commençant par *Smellie*, accoucheur anglais : il ne désigne point de position à l'enfant dans le premier volume de son ouvrage ; les deux volumes suivants contiennent seulement nombre d'observations, où sont épars ses principes, et le dernier volume renferme plusieurs figures, dont les explications ne déterminent aucune position de l'enfant respective aux détroits du bassin de la mère. En les comparant avec les figures de mes planches, je crois apercevoir la quatrième position de l'occiput, pl. xiii, la troisième position de l'occiput, pl. ix ; deux jumeaux, l'inférieur en quatrième position de l'occiput, le supérieur en deuxième position des pieds, pl. x ; la première position de l'occiput, pl. xii ; la tête tombée dans l'excavation du bassin, et située en travers le dos répondant à la fosse iliaque droite, qu'il faut réduire à la seconde position, en ramenant l'occiput le long du plan incliné antérieur et latéral droit de l'excavation, pour le faire s'engager sous l'arcade pubienne, pl. xiii ; enfin, la tête occupant l'excavation, l'occiput vers l'arcade pubienne, etc. au reste, les deux positions du siège en travers, la présence du pied et de la main en première position, la sortie du bras gauche également en première position, la présence du ventre situé en travers la tête se trouvant à gauche, avec issue du cordon ombilical, sont les seuls objets applicables à notre sujet, qui ne peuvent suffire pour l'instruction sur l'Accouchement manuel.

Moriceau ne donne point l'explication du mécanisme de l'acouchement naturel. Toutes les figures dépeintes dans ses planches présentent les positions directes des extrémités céphalique, pelvienne et du tronc de l'enfant, excepté trois diagonales :

1.° la première position de l'occiput, 2.° la troisième position du dos, 3.° la quatrième position des genoux; mais il n'a point désigné ces positions que j'ai ainsi distinguées.

Delamotte nous offre dans son Traité des Accouchements douze figures de la planche vii, chap. 17. Trois dépeignent seulement la position diagonale du fœtus : 1.° la calcanéo-postérieure gauche, 2.° la troisième position de la nuque, le dos étant dirigé en arrière et à droite, 3.° la seconde position de la face, le dos regardant la partie antérieure et latérale droite de la cavité utérine.

Baudelocque, célèbre accoucheur de son temps, a surpassé infiniment ses prédécesseurs. Il a senti le besoin de faire connaître les rapports des régions de l'ovoïde fœtal avec le détroit supérieur : aussi a-t-il reconnu six positions au sommet de la tête, quatre obliques ou diagonales, la 1.°°, la 2.°, la 4.°, la 5.°, deux directes, suivant le diamètre sacro-pubien, la 3.° et la 6.° Il convient que ces deux dernières n'ont lieu que dans le cas du peu de volume de la tête, ou du vice de conformation du bassin.

Il a distingué aux pieds quatre positions principales, auxquelles on peut rapporter toutes les autres, suivant lui : les deux premières sont diagonales et les deux dernières sont directes; dans l'une les talons sont derrière les pubis, dans l'autre au-devant de l'angle sacro-vertébral; de sorte que les talons correspondent en devant dans les trois premières positions, et une seule fois en arrière dans la quatrième position. Pourquoi cette différence?

Les quatre positions des genoux sont directes. Dans la première, les jambes fléchies de l'enfant répondent au côté gauche de la mère; dans la seconde, elles regardent le côté droit; dans la troisième, elles sont au-dessus des pubis, et dans la quatrième, elles appuient sur l'angle sacro-vertébral; par conséquent, le dos de l'enfant est 1.° à gauche, 2.° à droite, 3.° en devant, 4.° en arrière.

Les deux premières positions du siège ou des fesses sont obliques : 1.° le dos est en devant et à gauche, 2.° le dos est en devant et à droite : les deux dernières positions sont directes, 3.° le dos répond au pubis, 4.° à l'angle sacro-vertébral. C'est la même distinction qu'aux pieds; et je ne sais pourquoi l'auteur n'a reconnu que des positions directes aux genoux.

Les quatre positions des régions antérieures du tronc fœtal sont directes. Dans la première le dos est en devant, dans la seconde en arrière, dans la troisième à gauche, et dans la quatrième à droite. Les deux premières offrent la longueur des régions dans la direction du diamètre sacro-pubien, et les deux dernières la présentent parallèle au diamètre transversal.

Les quatre positions des différentes régions de la surface postérieure du tronc du fœtus sont également directes. Néanmoins l'auteur parle de la région occipitale qui ne fait point partie du tronc; on voit dans la première position assignée à cette région, que le dos de l'enfant répond en devant, dans la seconde le dos se trouve en arrière, dans la troisième le dos est à droite et dans la quatrième à gauche. Ces **deux dernières positions sont en sens inverse des deux dernières positions des régions antérieures du fœtus ci-dessus exposées. Quelle confusion!**

De nouveaux changements se remarquent encore dans les quatre positions de la nuque; dans la première position, le dos répond en arrière, dans, la seconde en devant, dans la troisième à droite, et dans la quatrième à gauche. En effet, les deux premières positions de la nuque sont ici en sens inverse des deux premières de la région occipitale. En vérité je ne peux concevoir les motifs de ces changements qui m'ont fait beaucoup travailler dans mes études et dans la pratique. Enfin les quatre positions du dos de l'enfant sont semblables à celle de la nuque.

Les positions de toutes les régions des surfaces latérales, droite et gauche de l'enfant, sont également au nombre de quatre directes, disposées de la même manière; dans la première, la tête répond au-dessus de la symphyse pubienne, le tronc et les membres pelviens au-devant de la colonne vertébrale; la seconde position est l'inverse de la première; dans la troisième, la tête et le cou occupent la fosse iliaque gauche : c'est le contraire pour la quatrième.

Réflexions : En se rappelant d'abord les positions de l'occiput, quatre sont diagonales, diamétralement opposées, et il paraît étrange que *Baudelocque* ait admis deux autres positions directes à l'occiput; cependant il n'a reconnu pour les autres régions de l'enfant que quatre positions bien différentes les unes des autres. En effet, les premières et les secondes positions des pieds, des fesses sont diagonales, et celles des genoux ne le sont pas; néanmoins la nature dirige la longueur des jambes suivant les diamètres obliques : elles devraient donc être les mêmes.

En comparant les positions des régions de la surface antérieure du tronc fœtal avec celles de la surface postérieure, sur-tout ces dernières régions entr'elles, on trouve la plus grande confusion des rapports des quatres surfaces du tronc de l'enfant avec les diverses parties de la cavité de la matrice. En effet, si le dos du fœtus répond en avant dans la première position des régions antérieures de son tronc, il devrait également correspondre en devant dans la première position de la nuque; au contraire, l'auteur le place en arrière. On observe encore que les deux dernières positions de la région occipitale et de la nuque, sont en sens inverse des deux dernières positions des régions antérieures du tronc. Ces variétés de positions augmentent les difficultés de la manœuvre, et laissent le praticien indécis sur le choix de la main.

Mais pourquoi avoir adopté ces positions directes, et n'avoir pas reconnu les positions diagonales dans les présentations de toutes les régions de l'ovoïde fœtal? Néanmoins, l'auteur conseille dans ses manœuvres de corriger ces positions directes en les ramenant aux diagonales : comme si la nature ne déterminait pas plutôt ce changement avantageux de positions, lorsqu'il se trouve une juste proportion entre le volume de la tête de l'enfant et les dimensions du bassin de la mère. L'adoption de ces positions directes me paraît d'autant plus surprenante, que la courbure de la région lombaire du rachis et la convexité de l'angle sacro-vertébral favorisent et déterminent la conversion des positions directes aux obliques. D'ailleurs les connaissances physiques que possédait l'auteur lui ont fait annoncer dans son ouvrage que deux corps orbes, se touchant par un très-petit point de leur surface, ne pouvaient rester long-temps en rapport; d'où résultait une déviation au-devant de l'une des symphyses sacro-iliaques.

Si *Baudelocque* a mis beaucoup de confusion dans les distinctions des positions nombreuses qu'il a reconnues aux diverses régions de l'enfant, et s'est éloigné de la marche que la nature suit ordinairement, il faut convenir qu'il nous a transmis d'ailleurs de très-grandes connaissances, et qu'il a fait faire des progrès à l'art des accouchements. Déjà il sentait le besoin d'être guidé par la distinction des positions de l'enfant, dont ses prédécesseurs ne s'étaient pas encore occupés. Subjugué par l'enthousiasme de l'innovation, quelque bonne qu'elle puisse être, il est bien rare qu'elle n'entraîne pas dans quelques erreurs.

M. *Gardien* reconnaît les quatre positions diagonales de l'occiput, suivant *Baudelocque*, et les deux autres directes, qui sont la cinquième et la sixième position de l'occiput. Il leur a donné des noms particuliers.

Les deux premières positions des pieds et des fesses sont diagonales, et les deux dernières sont directes; les quatre positions des genoux sont également directes, semblables à celles adoptées par *Baudelocque*.

Relativement aux positions des régions du tronc fœtal, M. *Gardien* expose d'abord celles des régions latérales, 2.° celles de la partie postérieure de l'enfant; enfin celles de sa partie antérieure.

Les quatre positions des régions latérales du tronc fœtal sont semblables à celles que *Baudelocque* a reconnues, mais avec cette différence que dans la première positon la tête et le cou sont logés dans la fosse iliaque gauche, comme dans la troisième position de *Baudelocque*; et ainsi de suite, la seconde position est la quatrième, la troisième est la première, et la quatrième la seconde.

Les quatre positions de la partie postérieure de l'enfant sont les mêmes que celles de *Baudelocque*, avec cette différence que la première position suivant M. *Gardien* est la quatrième suivant *Baudelocque*, la seconde est la troisième, la troisième est la première, enfin la quatrième est la seconde.

Les quatre positions de la partie antérieure de l'enfant sont égales à celles admises par *Baudelocque*, mais toujours avec cette différence que la première où la tête se trouve dans la fosse iliaque gauche est la troisième suivant *Baudelocque*, la seconde est la quatrième, la troisième est la première, et pour finir, la quatrième est la seconde.

Réflexions : Ces différences des positions du corps de l'enfant, établies par M. *Gardien*, comparativement à celles qui sont exposées dans l'ouvrage de *Baudelocque*, proviennent sans doute de la rareté de voir la tête ou le tronc en parfait rapport avec la colonne vertébrale, qui par sa courbure tend à les faire dévier à droite ou à gauche : alors si le tronc est porté à droite, la tête se placera au-dessus de la cavité cotyloïde gauche, pour donner le première position diagonale; si, au contraire, il se range à gauche de la colonne vertébrale, la tête s'inclinera au-dessus de la cavité cotyloïde droite, pour constituer la seconde position diagonale; dans le cas où la tête réponde à la colonne vertébrale, elle peut être déviée à droite, et les membres pelviens iraient se placer au-dessus de la cavité cotyloïde gauche, comme dans la troisième position diagonale; enfin la tête peut s'incliner à gauche, et les membres pelviens se porteraient au-dessus de la cavité cotyloïde droite, présentant la quatrième position. Ces quatre positions obliques deviennent parallèles avec les plus grands diamètres du détroit abdominal, et sont dans un état moyen entre les plus petits diamètres, appelés actuellement sacro-pubien et bi-iliaque. Pourquoi donc accorder la préférence aux positions transversales ?

M. *Capuron* ne reconnaît avec raison que quatre positions diagonales au sommet de la tête, l'occiput répondant 1.° à la cavité cotyloïde gauche, 2.° à la cavité cotyloïde droite, 3.° à la symphyse sacro-iliaque droite, 4.° à la symphyse sacro-iliaque gauche.

Il considère également quatre positions diagonales dans les présentations des autres régions de l'ovoïde fœtal; mais on trouve une erreur à l'article des quatre positions des régions de la surface postérieure du tronc, en nommant ces positions en sens inverse des rapports que doivent avoir les quatre surfaces du tronc avec les quatre parties diagonales de la cavité de la matrice; ainsi, la première position de la nuque, du dos, des lombes est la troisième, la seconde est la quatrième, etc. Cette erreur n'eût pas été commise, si M. *Capuron* ne s'était pas contenté d'envisager seulement la présence de l'une de ces régions au détroit abdominal; mais il fallait concilier en même temps les rapports des surfaces du tronc fœtal avec les parties de la cavité utérine.

Lorsque j'examine avec attention les quatre positions diagonales des faces latérales du tronc, je ne suis point surpris que les auteurs modernes qui ont écrit après M. *Capuron*, se soient éloignés de sa doctrine; cependant il a bien reconnu que la nature dirigeait toujours la longueur du tronc fœtal suivant les diamètres obliques; et il appèle première position des régions latérales, quand la tête est placée au-dessus de la cavité cotyloïde gauche; deuxième position, si elle répond à la cavité cotyloïde droite; troisième position, quand la tête est au-dessus de la symphyse sacro-iliaque droite; enfin, quatrième position, la tête se trouvant au-dessus de la symphyse sacro-iliaque gauche.

Mais chacune de ces positions m'offre deux présentations de l'une des régions latérales, bien différentes l'une de l'autre. Je prends pour exemple le bras sorti; dans la première position, suivant M. *Capuron*, la tête de l'enfant est située vers la cavité cotyloïde gauche, les pieds au-dessus de la symphyse sacro-iliaque droite, et si la face antérieure du tronc regarde la fosse iliaque gauche, le bras droit se présente, et c'est le bras gauche si la face antérieure du tronc regarde la fosse iliaque droite. Je trouve donc dans cette première position des bras la seconde position du bras droit sorti (*voyez la 4.° figure de la 3.° planche, et la quatrième position du bras gauche sorti; voyez la 4.° figure de la 5.° planche.* Ces deux présentations des bras sont bien différentes, parce que la main droite doit être préférée pour faire la version de l'enfant qui présente le bras droit en seconde position; et la main gauche sera d'élection si le bras gauche vient en quatrième position.

La première position des bras, suivant M. *Capuron*, réunit donc la seconde et la quatrième; il en est de même de ses trois autres positions. Je me contenterai de citer cette première position pour exemple, afin de prouver que les étudiants en médecine, même les praticiens, sont souvent embarrassés dans le choix de la main, et qu'il ne suffit pas d'envisager seulement les rapports de la région du fœtus avec le détroit abdominal, mais encore ceux du tronc fœtal avec les parties principales de la cavité de la matrice. Cette dernière connaissance rassure le praticien dans l'exécution de sa manœuvre, et le favorise dans le temps de l'exploration qu'il prévoit alors d'avance.

M. *Maygrier* reconnaît les quatre positions diagonales de l'occiput, des pieds, des genoux; mais il n'admet que deux positions aux fesses: dans la première, la tête et le dos regardent la fosse iliaque gauche, et les membres inférieurs, relevés sur le tronc, répondent à la fosse iliaque droite; la hanche gauche correspond à la symphyse pubienne, la hanche droite à la saillie sacro-vertébrale. La seconde position est l'inverse de la première. Ces positions sont directes, tandis qu'elles sont diagonales suivant MM. *Baudelocque, Gardien, Capuron*, etc.

Relativement aux présentations du tronc, M. *Maygrier* ne considère au dos que deux positions transversales au-dessus du détroit abdominal; dans la première, la tête repose sur la fosse iliaque gauche et les pieds sur la fosse iliaque droite; la main droite saisit les pieds à droite et les amène en deuxième position, au lieu de les entraîner en première. La deuxième position est l'inverse, et la main gauche agira en prenant les pieds dans la fosse iliaque gauche pour les amener en première position, au lieu de les extraire en deuxième.

Toutes les autres présentations des régions antérieures et latérales du tronc offrent également les deux mêmes positions; l'enfant est situé en travers, sa tête dans la fosse iliaque gauche, ses pieds dans la fosse iliaque droite pour la première position, et c'est l'inverse pour la seconde. Le précepte général est de se servir de la main droite pour saisir les pieds qui sont à droite, et de la main gauche pour aller à la recherche des pieds situés dans la fosse iliaque gauche, en faisant correspondre entièrement la face palmaire de la main d'introduction à la surface antérieure du tronc de l'enfant.

En discutant les préceptes que je rangerai par ordre dans mes autres livraisons, je ferai sentir les inconvénients de cette manœuvre établie sur l'admission erronée de ces deux seules positions directes, suivant le diamètre bi-iliaque ou transversal.

Madame veuve *Boivin* ne s'est pas contentée d'admettre les six positions de l'occiput suivant *Baudelocque*; elle en a formé deux autres intermédiaires, qu'elle nomme occipito-iliaque gauche et occipito-iliaque droite. Dans la première position du devant du cou, de la poitrine, du ventre, du devant des cuisses, Mme *Boivin* place la tête au-dessus des pubis, et les pieds en arrière vers les lombes de la mère; c'est l'inverse pour la seconde position; dans la troisième position, la tête se trouve à gauche et les pieds à droite; enfin la quatrième position offre la tête à droite et les pieds à gauche.

Du reste, les quatre positions admises par Mme *Boivin* dans les présentations des régions postérieures, latérales du tronc du fœtus, sont semblables aux précédentes: 1.° la tête est placée au-dessus des pubis, 2.° vers l'angle sacro-vertébral, 3.° sur la fosse iliaque gauche, 4.° sur la fosse iliaque droite. Ces positions directes sont aussi défectueuses. Le but principal du procédé opératoire, détaillé dans cet ouvrage, est de se servir de la main droite pour aller saisir les pieds qui sont à gauche, et de la main gauche si les pieds sont à droite. Ce procédé opératoire est opposé celui de M. *Maygrier*.

Réflexion : Je ne peux entrer ici dans aucune discussion pour faire sentir les inconvénients de ce précepte; l'exposé en sera fait dans mes autres livraisons, où je prouverai (prenant seulement pour exemple la troisième position des régions latérales droites du tronc fœtal, la tête logée dans la fosse iliaque gauche), que, pour le succès de la manœuvre, la main droite, choisie par Mme *Boivin*, doit réduire cette troisième position défectueuse à la seconde position diagonale du bras droit sorti. (*Voyez la 4.me figure de ma 3.me planche*), etc.

M. *Dugès* distingue les positions du fœtus relatives au détroit abdominal en cinq genres, et chaque genre en plusieurs espèces. Le premier genre est le vertex, qui offre les quatre espèces de positions diagonales, généralement reconnues: 1.° l'occiput à gauche et en devant, 2.° l'occiput à droite et en devant, 3.° l'occiput à droite et en arrière, 4.° l'occiput à gauche et en arrière.

Le deuxième genre est le pelvis, qui présente quatre espèces de positions : 1.° les lombes sont à gauche, 2.° les lombes à droite, 3.° les lombes en devant, 4.° les lombes en arrière.

Le troisième genre est la face, à laquelle l'auteur ne reconnaît que deux espèces de positions : 1.° le vertex est à gauche, 2.° le vertex est à droite.

Le quatrième genre est l'épaule droite, pour laquelle on distingue deux espèces de positions : 1.° le dos se trouve en devant, 2.° le dos est en arrière.

Enfin le cinquième genre est l'épaule gauche, où deux espèces de positions sont seulement remarquables : 1.° le dos est en devant, 2.° il est en arrière.

Réflexion : quelque simple que paraisse être cette distinction, il n'en est pas moins vrai que les espèces de tous ces genres, excepté celles du premier, sont des positions directes, que les prédécesseurs de M. *Dugès* n'ont pas reconnues dans toutes les positions du pelvis. Quoi qu'il en soit, de quelque manière que le praticien agisse dans l'accouchement manuel, il sera toujours obligé de diriger le tronc du fœtus suivant l'une des quatre positions diagonales qui se trouvent dépeintes sur mes planches.

M. *Velpeau*, en parlant de la version pédalique, réduit la position de la tête à deux directes suivant le diamètre bi-iliaque; il appèle la première occipito-iliaque gauche, et la seconde occipito-iliaque droite.

Réflexion : Il faut convenir que cette réduction est idéale et contraire aux plus fréquents évènements de la nature. Si l'auteur conseille l'emploi de la main gauche pour la première position, et de la main droite pour la seconde, c'est que, dans le premier cas, il est obligé de ramener la tête et le tronc suivant la première ou la quatrième position diagonale de l'occiput, et d'extraire les pieds en seconde position; et, dans le second cas, avec la main droite, il dirige la tête et le tronc de l'enfant dans la seconde ou la troisième position diagonale de l'occiput, et fait l'extraction des pieds en première position.

Les présentations des surfaces ou plans antérieurs et postérieurs du tronc fœtal étant plus rares, M. *Velpeau* commence par l'exposé des positions de l'épaule et du côté.

R̄ÉFLEXION : On ne favorisera point l'instruction des étudiants en médecine en rangeant toutes les présentations de l'épaule à quatre positions directes, savoir : 1.° la position dorso-pubienne, 2.° dorso-sacrée, 3.° dorso-iliaque gauche, 4.° dorso-iliaque droite. Sans contredit, cette distinction de positions s'éloigne des vues bienfaisantes de la nature, qui ne varie point dans ses opérations, quelles que soient les présentations de la tête et du tronc de l'enfant, qu'elle tend toujours à diriger diagonalement suivant les diamètres les plus étendus. Il faut donc éviter toute ambiguïté, et réduire à leur juste valeur les nombreuses classifications qui se sont succédé depuis *Solagrès* et *Baudelocque*; car il est désolant de voir deux auteurs modernes qui ne sont pas d'accord sur le choix de la main pour faire la version de l'enfant dans le cas de la présentation de l'épaule gauche, dorso-sacrée, la tête étant placée dans la fosse iliaque gauche; en effet, M. *Velpeau* conseille l'introduction de la main gauche, tandis que M. *Maygrier* veut se servir de la main droite.

M. *J. Hatin*, reconnaît les quatre positions diagonales du sommet de la tête et les deux positions directes, qu'il appèle la cinquième et la sixième, en imitant M. *Gardien*. Il distingue avec raison quatre positions diagonales aux pieds, aux genoux et au siège.

Dans la première position diagonale de la présentation de la région postérieure du tronc fœtal, M. *Hatin*, dit que la tête répond à la cavité cotyloïde gauche, le siège et les lombes en arrière et à droite, le dos en bas, le ventre en haut, le côté droit en arrière et à gauche, le côté gauche en devant et à droite.

R̄ÉFLEXION : Il est facile de reconnaître la troisième position diagonale de la région postérieure du tronc, et non la première; on répete ici l'erreur de M. *Capuron*.

L'auteur conseille de se servir de la main droite pour faire la version céphalique, si la tête est plus rapprochée; il la ramène alors en troisième position de l'occiput, position non naturelle suivant M. *Capuron;* car l'accoucheur est obligé de venir au secours de la nature par l'application du forceps; la version pédalique est donc préférable.

La seconde position diagonale de la région postérieure du fœtus est la quatrième, etc.

M. *Hatin* se soumet à l'opinion de Mme *Boivin* pour les deux dernières positions de la région postérieure du fœtus : elles sont directes. En effet, dans l'une la tête est située au-dessus de la symphyse pubienne, dans l'autre elle se trouve au-dessus de l'angle sacro-vertébral; avec cette différence cependant que Mme *Boivin* appèle ces deux positions directes première et seconde position de la région postérieure du tronc fœtal.

Mais pourquoi oublier et ne pas reconnaître plutôt l'existence des positions opposées aux deux premières diagonales ?

Les deux premières positions de la région antérieure du fœtus ou de son tronc sont diagonales, les deux dernières sont directes ; dans l'une l'extrémité céphalique est en devant, dans l'autre elle est en arrière.

M. *Hatin* considère quatre positions à chaque région latérale du fœtus, savoir : deux diagonales et deux directes. Il examine d'abord la présentation de la région latérale droite, et dans la première position diagonale de cette région, il place la tête au-dessus de la cavité cotyloïde gauche, les pieds et le siège au-dessus de la symphyse sacro-iliaque droite, le dos en avant et à droite, le ventre en arrière et à gauche; par conséquent il fait l'exposé de ma seconde position du côté droit et du bras droit sorti. (*Voyez la* 4.ᵉ *figure de ma* 3.ᵉ *planche*).

La manœuvre qu'il conseille dans cette première position diagonale ne peut convenir; il met en supination la main gauche d'introduction pour faire pivoter le fœtus sur son axe et ramener en arrière le côté gauche qui est en dessus; il reporte la main sur ce dernier et le parcourt jusqu'aux pieds, qu'il veut dégager comme dans sa première position des régions antérieure et postérieure. Lorsque je ferai l'exposé de mes manœuvres dans les autres livraisons, je ferai sentir les inconvénients et les difficultés d'un semblable procédé manuel.

Dans la deuxième position diagonale de la région latérale droite du fœtus, la tête est au-dessus de la cavité cotyloïde droite, l'extrémité abdominale au-dessus de la symphyse sacro-iliaque gauche, le dos en arrière et à droite, le ventre en devant et à gauche. Il est facile de reconnaître ici la troisième position du bras droit sorti. (*Voyez la* 4.ᵉ *figure de ma* 4.ᵉ *planche*).

M. *Hatin* dit que la tête est au-dessus des pubis, le dos à droite, le ventre à gauche dans la troisième position de la région latérale droite du fœtus, et que la tête correspond à l'angle sacro-vertébral, le dos à gauche, le ventre à droite dans la quatrième position de cette même région. Ces deux dernières positions sont directes; elles sont désignées les premières par M.ᵐᵉ v.ᵉ *Boivin*. Pourquoi trouver cette différence trop sensible dans les classifications de chaque auteur?

Si je rapportais textuellemet les deux positions diagonales de la région latérale gauche du fœtus, qui sont les deux premières de cette région admises par M. *Hatin*, je désignerais la quatrième position du bras gauche sorti, dépcinte dans la 4.ᵐᵉ figure de ma 5.ᵐᵉ livraison, où se trouvent, comme dans sa première position diagonale, 1.° la tête au-dessus de la cavité cotyloïde gauche, 2.° l'extrémité pelvienne au-dessus de la symphyse sacro-iliaque droite, 3.° le dos en arrière et à gauche, 4.° le ventre en devant et à droite ; de même sa seconde position diagonale caractérise parfaitement la première position du bras sorti (*voyez la* 4.ᵉ *figure de ma* 2.ᵉ *planche*), puisque 1.° la tête est au-dessus de la cavité cotyloïde droite, 2.° l'extrémité pelvienne au-dessus de la symphyse sacro-iliaque gauche, 3.° le dos en devant et à gauche, 4.° le ventre en arrière et à droite.

Dans cette seconde position, que je prouve être plutôt la première, M. *Hatin* fait le choix de la main droite, parce que les pieds sont à gauche : c'est une erreur. En effet, malgré l'inclinaison de l'extrémité pelvienne vers la symphyse sacro-iliaque gauche, il n'en est pas moins vrai cependant que les pieds regardent toujours à droite. Le précepte général dans l'accouchement manuel est de faire oorrespondre la face palmaire de la main d'introduction aux pieds qu'elle doit saisir; et il est évident ici que la main gauche doit être préférée. On ne serait pas alors obligé, en se servant de la main droite en supination, de faire pivoter le fœtus sur son axe, de manière à ramener en arrière le côté droit qui se trouve en dessus. Mon procédé opératoire avec la main gauche est plus sûr, plus simple et absolument conforme à la manœuvre généralement adoptée pour faire la version de l'enfant par les pieds, lorsqu'il faut terminer sans délai dans le cas de présentation de la tête suivant la première position de l'occiput.

Si des accidents graves, tels qu'une perte abondante, des convulsions, etc. nécessitent promptement la terminaison de l'accouchement, doit-on faire la version céphalique préférablement à la version par les pieds, dans l'hypothèse du plus grand rapprochement de la tête, même de sa présence au détroit abdominal ? Cette question importante mérite de fixer l'attention des accoucheurs, et m'engage à faire une dissertation succincte sur la Version Céphalique, afin d'apprécier sa juste valeur, et de ne pas se laisser séduire par l'innovation.

DISSERTATION
SUR LA VERSION CÉPHALIQUE.

UNE très-ancienne doctrine (la version du fœtus par la tête , appelée *Version Céphalique*), se trouve mise actuellement en vigueur , et préconisée par M. *Flamant*, accoucheur distingué. Cette doctrine, tombée entièrement en désuétude depuis quelques siècles , ne comptait plus de partisans parmi les accoucheurs les plus instruits.

Tous les écrivains , même les plus modernes, remarquables par leur talent et leur profonde érudition , n'ont point annoncé jusqu'à ce jour les préceptes que j'ai enseignés aux étudiants en médecine sur l'Accouchement manuel.

Désirant me rendre utile à l'instruction , ces deux motifs m'ont engagé à mettre au jour préférablement cette partie de l'art des accouchements. Puissent mes faibles efforts dans la rédaction me faire développer ces préceptes avec autant de netteté et de précision que ce sujet important l'exige pour l'intérêt de la société , et prouver authentiquement tous les avantages que j'en ai retirés dans ma pratique ! Ces préceptes favorisent l'étude, dépeignent les objets d'une manière évidente, ne laissent point le praticien dans l'embarras du choix de la main, dirigent invariablement ses manœuvres, lui font surmonter les plus grandes difficultés dans les positions les plus défectueuses du fœtus , et lui laissent la douce consolation de soulager plus promptement les malheureuses mères, de conserver la vie à un plus grand nombre d'enfants.

Mais , avant d'entrer dans le détail de l'Accouchement manuel , en faisant la version par les pieds, examinons un instant 1.° comment on a pu songer à la Verson Céphalique, et faire renaître cette ancienne pratique.

2.° Dans quelle circonstance peut-on avoir recours à la Version Céphalique ?

3.° Doit-on la pratiquer indistinctement dans les présentations de toutes les régions du tronc fœtal ?

4.° La Version Céphalique est-elle également indiquée dans tous les cas d'accidents graves, qui nécessitent la terminaison prompte et sans délai de l'accouchement pour sauver la vie de la mère et de l'enfant ?

5.° Est-on sûr , en opérant la Version Céphalique , de saisir toujours avec le forceps la tête amenée au détroit abdominal, si des accidents graves obligent de terminer sans délai l'accouchement ?

6.° Peut-on également maintenir la tête sur le détroit abdominal, et faire constamment correspondre l'occiput à l'axe de ce détroit, pour favoriser le mécanisme de l'accouchement naturel ?

Premièrement, on a songé à faire la Version Céphalique, qui a été couronnée de succès, lorsqu'on éprouvait de la difficulté à parvenir aux pieds, dans le cas de la présentation d'une des régions du tronc fœtal, voisine de la tête ; celle-ci , en raison de la grande mobilité du fœtus sur le tronc duquel on agissait, a pu être amenée facilement au centre du détroit abdominal , et y être maintenue par l'application de l'autre main sur le ventre de la femme , pour soutenir la longueur du globe utérin suivant la direction de l'axe de ce détroit, et déprimer en même temps la tête. Les contractions utérines continuant d'agir avec force, sans complication d'accidents, ont expulsé la tête, après un temps plus ou moins long, suivant le même mécanisme de l'une des deux premières positions de l'occiput.

Ainsi donc, pour répondre à la seconde question, dans quelle circonstance peut-ou pratiquer la Version Céphalique avantageusement? Je dirai que le travail de l'accouchement doit nous offrir quatre conditions favorables : 1.° le moment de la rupture des membranes, l'orifice utérin étant bien dilaté ; 2.° le séjour d'une assez grande quantité des eaux amniotiques pour laisser assez de mobilité au tronc fœtal sur lequel on doit agir ; 3.° de fortes contractions utérines après la Version Céphalique ; 4.° l'absence de l'un des accidents qui nécessitent sans délai la terminaison de l'accouchement. On alléguera sans doute que l'application du forceps, dont l'usage était inconnu aux anciens, peut-être faite sur la tête de l'enfant située au détroit abdominal, parce que, depuis l'invention et la correction du forceps faites par le savant accoucheur le Bon *Dubois*, les cuillers de cet instrument sont plus longues, mieux courbées, plus propres à suivre la direction des axes des détroits, et peuvent saisir la tête engagée dans le détroit abdominal. Il faut donc que la tête soit fixée d'une manière invariable, et ne soit pas mobile au-dessus de ce même détroit ; car elle glisserait sous l'impression de ces cuillers et ne pourrait être saisie. Or l'épuisement des forces de la femme, une perte utérine ne laissent point assez d'énergie à la matrice pour agir sur la tête, la rendre immobile et l'engager dans le détroit abdominal. Cette dernière considération a rapport à la quatrième question ; passons à la troisième.

Doit-on pratiquer la Version Céphalique indistinctement dans les présentations de toutes les régions du tronc fœtal, même lorsque l'extrémité pelvienne s'engage dans l'orifice utérin, comme les anciens l'ont conseillé? S'il ne survient point d'accidents graves qui nécessitent la prompte terminaison de l'accouchement, la Version Céphalique offre ses avantages toutes les fois que les régions du tronc fœtal qui se présentent au détroit abdominal sont voisines de la tête, que l'on doit ramener à ce même détroit dans l'une des deux positions occipito-antérieures. Mais les autres régions du tronc fœtal, qui se rapprochent davantage de l'extrémité pelvienne, exigent préférablement la recherche des pieds qui ne sont pas éloignés de l'axe du détroit abdominal. Donnons-nous de garde de partager ici l'opinion aveugle des anciens, qui prétendaient que l'accouchement naturel devait s'opérer seulement par la présentation de la tête, et conseillaient toujours la Version Céphalique, même lorsque les pieds franchissaient l'orifice utérin et tombaient dans le vagin. Voudrions-nous retomber dans le siècle de l'ignorance, et faire une trop grande rétrocession dans l'art des accouchements, si perfectionné de nos jours ! Non, sans contredit ; tous les habiles accoucheurs se sont convaincus que nombre de fois la nature était triomphante dans la présentation des pieds, qu'elle se suffisait à elle-même, et qu'ils avaient été témoins des phénomènes admirables de la nature ; aussi ont-ils étudié avec soin le mécanisme de l'accouchement naturel par les pieds, pour en indiquer tous les temps les plus avantageux, l'imiter et venir à son secours si l'un d'eux s'écarte de la marche convenable dans le cas même de la présentation des pieds, et sur-tout lorsque nous sommes obligés d'aller en faire la recherche.

Concernant la quatrième question : la version céphalique est-elle également indiquée dans tous les cas d'accidents graves qui nécessitent la terminaison prompte et sans délai de l'accouchement, pour sauver la vie de la mère et de l'enfant? Ces accidents sont : l'hémorragie, les convulsions, l'épuisement des forces de la femme, l'issue du cordon ombilical, etc. Examinons seulement le cas de l'hémorragie abondante de l'utérus; la version céphalique sera-t-elle faite avec autant de promptitude et de sûreté que la version par les pieds? Quand on considère les mouvements réitérés de la totalité qu'il faut imprimer sur le tronc fœtal pour ramener peu-à-peu la tête au détroit abdominal, l'impuissance de la matrice inerte, sur cette même tête devenue trop mobile, lorsqu'elle n'est point fixée dans ce détroit, l'impossibilité de la saisir alors avec le forceps dirigé par la main la plus exercée, on exposera infailliblement la mère et l'enfant à périr bientôt, pendant le manuel opératoire. Au contraire la version par les pieds nous offrira les plus grands succès; car en 1806, j'assistai quatre femmes malades d'accoucher, éprouvant les pertes les plus abondantes compliquées de syncopes fréquentes. Je fis la version par les pieds très-promptement, j'eus le bonheur de sauver la vie de ces quatre femmes et de leurs enfants. Néanmoins, dans ces quatre accouchements que je cite seulement pour exemples, abstraction faite d'un très-grand nombre de semblables que j'ai terminés avec le même succès depuis cette époque, la tête se présentait au moment de la rupture des membranes et de l'écoulement des eaux amniotiques; la nature avait donc opéré seule la version céphalique; mais la matrice, trop affaiblie par la perte, n'avait plus d'énergie pour engager la tête au détroit abdominal, et ne pouvait pas même la fixer sur la circonférence de ce détroit. Le temps de l'introduction du forceps étant trop long, et la difficulté de saisir avec cet instrument la tête mobile au-dessus du détroit abdominal, eussent laissé périr d'hémorragie ces quatre femmes et leurs enfants. La Version Céphalique serait donc ici bien préjudiciable.

Je ne peux passer sous silence quelques réflexions que me suggère l'issue d'une anse plus ou moins longue du cordon ombilical, aussitôt la rupture des membranes. Si elles s'échappent au-dessous de la tête engagée au détroit abdominal, il faut de suite recourir à l'application du forceps, pour éviter la prolongation de la compression de la tête sur le cordon qui ferait périr l'enfant par la privation du fluide vivifiant et réparateur qu'il reçoit de sa mère. L'impression du froid sur le cordon détermine le même accident. Mais si l'anse du cordon ombilical tombe dans le vagin et franchit la vulve, aussitôt la rupture des membranes, la tête se trouvant mobile au-dessus du détroit, ne pourra être saisie par le forceps; il faut alors sans délai recourir à la version par les pieds, version que j'opérai avec succès, l'année dernière, chez une jeune boulangère, enceinte de son premier enfant. Je reconnus à travers les membranes, alors intègres, la présence du cordon par les pulsations des artères ombilicales; lorsque l'orifice utérin fut amplement dilaté, je rompis la poche des eaux amniotiques; une grande anse du cordon ombilical sortit aussitôt et descendit jusqu'à l'entrée du vagin, dans lequel je la maintins, pendant la dilatation graduée des parties génitales externes; j'allai à la recherche des pieds en me servant de la main gauche, parce que j'avais reconnu la position occipito-cotyloïdienne gauche. La terminaison de l'accouchement fut assez prompte et l'enfant fut extrait bien vivant.

La tête, trop mobile au-dessus du détroit abdominal, n'eût pu être saisie par le forceps, parce que l'introduction de ses branches l'eût éloignée. Le temps trop long de cette manœuvre n'eût point mis le cordon à l'abri de la compression et du refroidissement qui eussent fait périr l'enfant. Dans ce cas, la version par les pieds est préférable, malgré la présentation avantageuse de la tête.

Cinquième question. — Est-on sûr, en opérant la Version Céphalique, de saisir toujours avec le forceps la tête amenée au détroit abdominal, si des accidents obligent de terminer sans délai l'accouchement ? J'ai déjà répondu à cette question, en prouvant authentiquement qu'il est impossible de saisir avec le forceps la tête mobile au-dessus du détroit supérieur, parce qu'elle est éloignée par l'introduction des cuillers de cet instrument, quoique cette introduction soit exécutée avec méthode et réitérée plusieurs fois infructueusement. On s'expose donc, par une obstination irréfléchie, à perdre un temps précieux, et à voir la femme périr d'hémorragie ou d'autres accidents. Il vaut mieux avoir recours à la Version par les pieds.

Relativement à la sixième question — Peut-on également maintenir la tête sur le détroit abdominal, et faire constamment correspondre l'occiput à l'axe de ce détroit pour favoriser le mécanisme de l'accouchement naturel ? La tête ne peut être quelquefois maintenue sur le détroit supérieur, ne peut même s'y engager convenablement, quels que soient les efforts que l'on puisse faire, et quelque énergiques que soient les contractions de l'utérus, si la position défectueuse du fœtus, qu'il est nécessaire de rectifier pour terminer l'accouchement, ne s'est point changée au moment de la rupture des membranes par les mouvements partiels ou de totalité que l'enfant peut exécuter à cet instant même; car si cette mauvaise position est ancienne, et a toujours été conservée par le fœtus dans tous les temps de la grossesse, tel que le renversement de son tronc sur le dos, en sens inverse de son attitude naturelle, vous ne réussirez jamais à ramener et à maintenir l'occiput sur le centre du détroit abdominal, dans le cas même de la présentation de la face. La tête arrondie, volumineuse, enduite d'une substance onctueuse et mucilagineuse, ne peut être saisie par la main, et souvent le levier ne suffit pas pour nous procurer ce but avantageux. D'ailleurs les muscles extenseurs de la tête l'emportant sur les fléchisseurs ne peuvent permettre le maintien de cette réduction. Il est donc indispensable d'aller préférablement à la recherche des pieds ; manuel opératoire plus certain, plus prompt, et qui n'offre point d'inconvénients, lorsqu'il est exécuté avec méthode.

La Version Céphalique ne paraît avantageuse que dans les présentations des régions du tronc fœtal voisines de la tête, sans complication d'accidents. La longueur de la tête ramenée suivant la direction de l'axe du détroit abdominal, la nature en fera l'expulsion si les contractions de la matrice sont fortes, fréquentes et bien soutenues. Dans le cas contraire, on sera obligé d'avoir recours au forceps.

Nous venons de voir que nombre de circonstances exigent impérieusement la version par les pieds : examinons actuellement quelle est la meilleure manière d'y procéder ; tâchons de la simplifier et d'en rendre la pratique plus facile et plus efficace pour le salut des mères et de leurs enfants, en suivant des préceptes invariables que je vais développer.

CONSIDÉRATIONS GÉNÉRALES

SUR

LA VERSION DE L'ENFANT PAR LES PIEDS,

ou **VERSION PÉDALIQUE.**

Les préceptes généraux qui émanent de l'analogie des positions diagonales, que je distinguerai en quatre principales, formeront ma première livraison. Mais avant de les examiner, je vais rapporter en peu de mots les causes qui déterminent l'accouchement manuel.

Dans les autres livraisons, je donnerai le détail de toutes les meilleures manœuvres; je ferai voir les modifications qu'exigent les divers temps de ces manœuvres, et j'enseignerai les nouveaux procédés manuels qui m'ont offert les plus grands avantages. Chaque livraison renfermera les planches, où se trouveront les figures en nombre suffisant pour faire concevoir les différents temps des manuels opératoires, et pour les mettre plus facilement en exécution.

Les causes qui obligent de terminer l'accouchement avec la main introduite dans la matrice, sont en général de deux espèces : 1.° du côté de la mère, quelques maladies particulières et l'invasion de quelques accidents; 2.° du côté de l'enfant, sa mauvaise situation, le prolapsus du cordon ombilical. Relativement à la mère, une hémorrhagie abondante, les convulsions, les syncopes, la suspension ou la cessation des contractions de l'utérus, si elles ne peuvent être excitées par l'emploi du seigle ergoté, l'épuisement des forces de la malade, une hernie menacée d'étranglement, un anévrisme, sont autant d'accidents qui déterminent la version de l'enfant pour l'amener par les pieds, lors même que la tête serait dans la meilleure position pour l'accouchement naturel, si elle ne peut être saisie par le forceps, ni être extraite promptement. Cependant on doit, avant d'en venir à l'opération, employer tous les moyens propres à faire cesser ou au moins à calmer ces accidents, et à prévenir les suites funestes qui peuvent en résulter.

Mais la mauvaise situation du tronc fœtal, qui présente à l'orifice utérin une des régions de ses quatre plans, nous force à recourir infailliblement à la terminaison de l'accouchement avec la main, rarement par la version céphalique, mais plutôt en allant à la recherche des pieds.

Je n'entrerai dans aucun détail de l'une de ces causes, dont les auteurs nous ont donné les plus longs exposés. Il s'agit uniquement ici du manuel opératoire qu'il faut connaître d'une manière plus positive, en même temps plus avantageuse pour les femmes qui nous appèlent à leur secours.

En lisant les traités des accouchements manuels, j'ai vu plusieurs auteurs annoncer, plutôt par imitation que par la pratique, que la plus grande étendue de l'une des régions de l'ovoïde fœtal était dirigée suivant le diamètre bi-iliaque et le diamètre sacro-pubien. La nature dément cette assertion; car toutes les fois qu'il existe une juste proportion entre les dimensions du volume de l'enfant et celles du bassin de la mère, la plus grande longueur de la région soit de l'une des deux extrémités céphalique et pelvienne, soit de l'un des quatre plans du tronc du fœtus, se trouve toujours dirigée suivant l'un des deux diamètres obliques du détroit abdominal, le bassin étant bien conformé d'ailleurs. Les positions directes ne sont donc pas admissibles, quand on considère sur-tout la convexité et la courbure formées par les vertèbres lombaires, et la saillie de l'angle sacro-vertébral.

Parmi les auteurs modernes quelques-uns reconnaissent cette position diagonale seulement pour la tête, les membres pelviens et le siège du fœtus ; mais ils veulent en même temps que la longueur du tronc soit dirigée suivant les diamètres bi-iliaque et sacro-pubien, lorsque l'une des régions de ce même tronc fœtal vient se présenter au détroit abdominal, où elle peut à la vérité correspondre à tous les points de sa circonférence tandis qu'elle est mobile.

Comme je vais parler des diverses régions de l'ovoïde que forme l'enfant recourbé sur le plan antérieur de son tronc renfermé dans le sein de sa mère, il me parait convenable de les distinguer ici succinctement.

L'ovoïde du fœtus présente deux extrémités: l'une est appelée céphalique, c'est la tête, et l'autre pelvienne, formée par le siège ou les fesses, les genoux et les pieds. Ces deux extrémités sont rapprochées l'une de l'autre par l'attitude la plus ordinaire du fœtus, qui rarement se trouve recourbé en sens contraire, et dans ce cas peut présenter à l'orifice utérin le cou, la poitrine ou le thorax, le bas-ventre ou l'abdomen, trois régions qui forment le plan antérieur du corps ou du tronc fœtal; le plan postérieur de ce même tronc se compose de la nuque, du dos et des lombes; enfin les plans latéraux offrent les épaules, les bras, les côtés du thorax et les hanches.

Un des auteurs modernes prétend, dans le traité de sa manœuvre simple, qu'en conformité de l'opinion du public sur la position en travers du tronc de l'enfant au détroit abdominal, il faut admettre que la longueur de ce tronc doit être toujours dirigée suivant le diamètre transversal ou bi-iliaque. Je répondrai à ce faux argument que le corps de l'enfant viendra également en travers sur le détroit abdominal, quoiqu'il soit dirigé suivant l'un de ces deux diamètres obliques tel que la nature nous l'offre journellement dans la pratique. Aussi la théorie étayée sur ces faits authentiques, reconnus par les meilleurs observateurs, nous apprend-elle que les diamètres obliques sont plus étendus que les deux directs, et que la longueur du tronc fœtal doit y correspondre préférablement; quand on considère sur-tout 1.° la construction du bassin revêtu des parties molles, 2.° la présence de la colonne rachidienne, formant en tout sens une convexité dans sa région lombaire, qui tend toujours à faire incliner vers l'une des symphyses sacro-iliaques un des deux points de terminaison de la plus grande étendue de la région du tronc fœtal placée sur le détroit abdominal. Aussi la direction diagonale est constante toutes les fois qu'il existe une juste proportion entre le volume de l'enfant et les dimensions du bassin de la mère.

Les deux diamètres obliques du détroit abdominal, que je nomme, le premier, cotyloïdo-sacro-iliaque droit, le second, cotyloïdo-sacro-iliaque gauche, ont quatre points principaux de terminaison; savoir : 1.° la cavité cotyloïde gauche, 2.° la cavité cotyloïde droite , 3.° la symphyse sacro-iliaque droite, 4.° la symphyse sacro-iliaque gauche. Quelle que soit la région de l'une des deux extrémités et du corps de l'ovoïde fœtal qui viennent correspondre à l'axe du détroit abdominal, la plus grande étendue de cette région est toujours dirigée suivant la longueur de l'un de ces deux diamètres obliques, un des bouts du plus grand diamètre de cette même région correspondant à l'un des quatre points principaux de terminaison de ces mêmes diamètres obliques. Ainsi donc toutes les régions indistinctement de la tête, des pieds, des genoux, du siège ou des fesses, enfin des quatre plans postérieur, antérieur, latéral droit et latéral gauche du tronc du fœtus doivent nous faire reconnaître quatre positions spéciales, applicables aux présentations de toutes ces régions.

Ces quatre positions diagonales peuvent être appelées suivant les noms des parties du bassin, qui correspondent aux quatre points de terminaison des diamètres obliques du détroit abdominal; ainsi on peut nommer la première, cotyloïdienne gauche, la deuxième, cotyloïdienne droite, la troisième, sacro-iliaque droite, la quatrième, sacro-iliaque gauche. La première est plus avantageuse que la seconde par la présence de l'intestin rectum en arrière et à gauche; la troisième est l'inverse de la première et la quatrième l'inverse de la seconde.

Ces quatre dénominations ne laissent à l'idée de l'étudiant en médecine, que les rapports de la présentation de la région de l'ovoïde fœtal avec les diamètres obliques du détroit abdominal. Mais elles ne lui dépeignent pas constamment les rapports des quatre plans du tronc du fœtus avec les parties diagonales de la cavité de la matrice, dans laquelle il est renfermé. Cette dernière connaissance est indispensable dans l'accouchement manuel, pour faire le choix invariable de la main d'introduction qui doit opérer plus sûrement et plus facilement la version de l'enfant par les pieds.

Ce précepte général sera rendu plus sensible, en prenant pour exemple la position occipito-cotyloïdienne gauche, la plus fréquente et la plus heureuse. On remarque dans cette position (relativement à la présentation de la tête au détroit abdominal), que la suture pariétale est parallèle au diamètre oblique cotyloïdo-sacro-iliaque droit, et que l'occiput répond à la cavité cotyloïde gauche, le front à la symphyse sacro-iliaque droite. Mais en se dépeignant, comme on doit le faire dans l'accouchement manuel, les rapports des quatre plans du tronc fœtal avec les quatre parties diagonales ou segments diagonaux de la cavité de la matrice, parvenue à son dernier dégré de développement vers la fin de la grossesse, on observe le plus ordinairement dans cette même position de l'occiput que le dos de l'enfant, ou le plan postérieur de son tronc, correspond au segment antérieur gauche de la matrice au-dessus de la cavité cotyloïde gauche, le plan antérieur se trouve audevant du segment utérin postérieur droit, le plan latéral droit est placé derrière le segment utérin antérieur droit, enfin le plan latéral gauche est devant le segment utérin-postérieur gauche. D'après cette disposition, les plus grands diamètres de la tête, de l'extrémité pelvienne et du corps de l'enfant sont donc mis en rapport avec les plus grands diamètres du détroit abdominal, qui sont les deux obliques.

Ces explications seront plus intelligibles en se figurant que les deux lignes horizontales des diamètres obliques jouissent d'une grande élasticité, et par conséquent soient devenues curvilignes par leur allongement proportionné au développement gradué du globe utérin, sans cependant abandonner les cavités cotyloïdes ni les symphyses sacro-iliaques où elles sont fixées ; de manière que leur entrecroisement, élevé au-dessus du niveau du détroit abdominal, vienne correspondre à l'ombilic de la femme, en suivant l'axe de ce même détroit.

L'entrecroisement de ces deux diamètres, devenus ainsi curvilignes, s'applique sur le fond du globe ovoïde de la matrice qui se trouve près l'ombilic de la femme, à la fin du neuvième mois de la grossesse. On voit alors le parallélisme maintenu entre la direction oblique de l'axe du détroit abdominal et la longueur du globe utérin, même celui du fœtus lorsqu'il présente l'une de ses deux extrémités. Cette disposition convenable, unie aux positions diagonales de la plus grande étendue de la région fœtale, placée sur ce même détroit, rend le plus ordinairement la nature triomphante dans ses fonctions.

D'après l'idée que l'on doit concevoir actuellement de la direction de ces deux curvilignes diagonales, il est facile de se convaincre que, dans la version de l'enfant par les pieds, lorsque l'hémorragie utérine complique la présentation de l'occiput suivant l'une de ses quatre positions diagonales, le dos du fœtus répond à la moitié antérieure de la curviligne diagonale cotyloïdo-sacro-iliaque droite ; savoir : la première position de l'occiput. En opérant alors la version par les pieds, le dos de l'enfant abandonne la moitié antérieure de cette même curviligne pour suivre le trajet de l'autre moitié postérieure, les pieds sont amenés suivant la troisième position qu'il faut réduire à la seconde, en tirant uniquement sur le membre pelvien droit que l'on dirige peu-à-peu vers la cavité cotyloïde gauche. On observera pareil phénomène, relativement aux trois autres positions de l'occiput.

Ces deux curvilignes diagonales, divisées au lieu de leur entrecroisement, offrent donc quatre positions égales, bien distinctes, deux antérieures qui s'élèvent des cavités cotyloïdes, et deux postérieures qui viennent des symphyses sacro-iliaques, (*Voyez la 1.re figure de la 1.re planche*).

L'extrémité de la plus grande étendue de la région fœtale qui se présente au détroit abdominal n'est pas toujours en rapport immédiat avec le trajet de ces deux curvilignes diagonales ; elle peut être plus ou moins près de l'une de ces curvilignes ; mais elle se trouve toujours dans l'espace qui avoisine l'une d'elles, et que les diamètres directs sacro-pubien et bi-iliaque séparent.

Pour mieux comprendre cette explication, j'ai fait diviser le globe utérin, distendu au dernier temps de la grossesse, en quatre segments diagonaux, par deux incisions dirigées suivant les deux diamètres directs sacro-pubien et bi-iliaque. Les deux segments antérieurs offrent, au milieu de leur base, les cavités cotyloïdes gauche et droite, et s'étendent de la symphyse pubienne à la section transversale, faite suivant le diamètre bi-iliaque; les deux segments postérieurs ont au milieu de leur base les symphyses sacro-iliaques droite et gauche, et sont compris entre l'angle sacro-vertébral et la même section transversale. Pour mieux distinguer ces quatre segments diagonaux de l'utérus et voir l'intérieur de la matrice, j'ai fait renverser le segment utérin diagonal gauche. (*Voyez la 2.ᵉ figure de la 1.ʳᵉ planche*).

PRÉSENTATIONS

De l'occiput et des autres régions de l'un des quatre plans du tronc fœtal dorso-antérieures gauches.

PREMIÈRE POSITION DIAGONALE.

On remarque dans la position occipito-colyloïdienne gauche, prise préférablement pour exemple, que le dos répond au segment utérin antérieur gauche; vous verrez également le dos placé derrière le segment utérin antérieur droit dans la position occipito-cotyloïdienne droite, le dos du fœtus en rapport avec le segment utérin posrieur droit dans la position occipito-sacro-iliaque droite, enfin le dos regarder le segment utérin postérieur gauche dans la position occipito-sacro-iliaque gauche. On pourrait donc désigner ces quatre positions de l'occiput sous les nouvelles dénominations de présentation de 1.ᵉ dorso-antérieure gauche, 2.ᵉ dorso-antérieure droite, 3.ᵉ dorso-postérieure droite, 4.ᵉ dorso-postérieure gauche. Par ces nouvelles dénominations, vous désignerez non seulement les rapports de l'occiput avec le détroit abdominal, mais encore ceux des quatre plans du tronc fœtal avec les quatre segments diagonaux de l'utérus; vous concilierez de cette manière les positions de l'occiput au détroit abdominal avec celles du tronc fœtal dans la cavité de la matrice.

Ces connaissances acquises, vour saisirez plus facilement la possibilité d'établir la même analogie de position dans les présentations de toutes les régions des quatre plans du tronc fœtal avec les quatre positions diagonales de l'occiput, exposées ci-dessus.

Maintenant il faut comparer entr'elles toutes les positions dorso-antérieures gauches des régions des quatre plans du tronc fœtal, lorsque l'une d'elles vient se présenter au détroit abdominal. Vous verrez, comme dans les positions occipito-cotyloïdiennes gauches, que les mêmes rapports de ces quatre plans existent avec les quatre segments diagonaux de l'utérus. En effet, les régions du plan antérieur du tronc, savoir : la poitrine et le bas-ventre de l'enfant correspondent au segment utérin postérieur droit, le côté droit ou le plan latéral droit de son tronc regarde le segment utérin antérieur droit, enfin le plan latéral gauche est situé devant le segment postérieur gauche de la matrice.

Cette position respective des plans du corps de l'enfant dans la cavité utérine devant être ainsi déterminée, si la nuque et la partie supérieure du dos se présentent au détroit abdominal, la tête doit être placée au-dessus de la symphyse sacro-iliaque droite, et non au-dessus de la cavité cotyloïde gauche; mais la tête correspond à celle-ci dans le cas de la présentation de la gorge et du thorax. Vous verrez donc, dans toutes ces présentations de régions des plans postérieur et antérieur du tronc fœtal, ainsi dirigé, les mêmes rapports avec les quatre segments utérins diagonaux que vous avez remarqués dans la position occipito-cotyloïdienne gauche; car, je le répète, dans toutes ces présentations, le ventre regarde le segment utérin postérieur droit, le dos correspond au segment utérin antérieur gauche, le plan latéral droit au segment utérin antérieur droit et le plan latéral gauche au segment utérin posrieur gauche.

Vous observerez pareille analogie de position dans la présentation des bras droit et gauche, position dorso-antérieure gauche. Si le bras droit se présente, la tête répond à la symphyse sacro-iliaque gauche, le plan latéral gauche du tronc fœtal devenu concave, regarde le segment utérin postérieur gauche et le fond de la matrice, la partie inférieure du plan latéral droit est dirigée vers le segment utérin antérieur droit. Mais, dans le cas de la présentation du bras gauche, position dorso-antérieure gauche du tronc fœtal, la tête est placée au-dessus de la cavité cotyloïde droite, le plan latéral droit du tronc fœtal est concave, regarde le segment utérin antérieur droit, et se trouve un peu incliné vers le fond de l'utérus, tandis que la partie inférieure du plan latéral gauche correspond au segment utérin postérieur gauche. (*Voyez les cinq figures de la* 2.ᵉ *planche, et sur-tout les* 4.ᵉ *et* 5.ᵉ *figures*).

La difficulté de bien déterminer les positions des bras lorsqu'ils se présentent, m'oblige à faire beaucoup de répétitions de mots, pour les préciser d'une manière évidente. La direction de la main, de l'avant-bras, du coude de l'enfant qui se rencontrent tantôt au détroit abdominal, tantôt dans le vagin, même hors de la vulve, ne peut suffire pour caractériser ces positions; souvent on ne peut les reconnaître qu'après l'introduction de la main dans la cavité de la matrice : on distingue alors l'inclinaison du dos vers l'un des quatre segments diagonaux de l'utérus. Les rapports du dos de l'enfant avec l'un de ces segments utérins, sont plus sensibles inférieurement qu'au fond de la matrice, vers lequel l'extrémité pelvienne de l'enfant est dirigée par la main gauche de l'accoucheur, préférablement introduite dans la position dorso-antérieure gauche; l'introduction de cette main d'élection redresse le tronc fœtal, concurremment avec la main droite de l'opérateur placée sur le ventre de la femme, et met dans un rapport plus parfait le dos de l'enfant avec le segment utérin antérieur gauche. Ainsi donc, l'exposé ci-dessus prouve incontestablement que la première position des bras est semblable à la position occipito-cotyloïdienne gauche, puisque dans l'une et l'autre le dos de l'enfant répond diagonalement en devant et à gauche, son ventre en arrière et à droite, son côté droit en devant et à droite, enfin son côté gauche en arrière et à gauche.

L'analogie de toutes les premières positions des régions des quatre plans du tronc fœtal qui se présentent au détroit abdominal, étant prouvée évidemment avec la première position de l'occiput appelée position occipito-cotyloïdienne gauche, on doit les surnommer toutes dorso-antérieures gauches, parce qu'il est constant de trouver le rapport du plan postérieur du tronc du fœtus avec le segment antérieur gauche de la matrice, quelle que soit la région de la surface de l'ovoïde fœtal qui vienne se fixer sur ce même détroit. Ainsi, la première position de l'occiput sera nommée présentation dorso-antérieure gauche ; de même les présentations de toutes les régions du tronc fœtal, désignées d'abord sous leurs noms particuliers, seront également surnommées dorso-antérieures gauches. Cette nouvelle dénomination dépeint en même temps la position de la région du fœtus au détroit abdominal, et celle des quatre plans du tronc fœtal qui se trouvent en rapport avec les quatre segments diagonaux de la matrice.

D'après cette explication, le praticien n'est plus embarrassé dans le choix de la main, qui doit être la gauche préférablement, toutes les fois que le dos de l'enfant répondra au segment utérin antérieur gauche, et même au segment utérin postérieur gauche. Mais chaque présentation des diverses régions de l'ovoïde fœtal exige des modifications particulières dans la manœuvre. Mes autres livraisons serviront à la description précise de toutes ces modifications.

La moindre réflexion laisse la conviction que, dans cette analogie de positions, le dos de l'enfant ne correspond pas toujours au centre du segment utérin antérieur gauche, mais peut se trouver en rapport avec tous les points de la largeur de ce segment. Aussi la manœuvre rectifie le rapprochement plus immédiat de la longueur du dos de l'enfant vers le centre de ce même segment.

L'exposé que je termine sur l'analogie des positions de l'un des quatre plans du tronc fœtal au détroit abdominal, avec la première position de l'occiput, peut également s'appliquer aux trois autres positions de cette même région. En établissant ainsi l'analogie des présentations de toutes les régions du tronc fœtal avec celles de l'occiput, suivant les quatre positions diagonales, il sera facile de distinguer toutes les espèces de positions du tronc de l'enfant, et sur-tout de ses bras, lorsqu'ils se sont présentés à l.

PRÉSENTATIONS
De l'occiput et des autres régions de l'un des quatre plans du tronc fœtal, dorso-antérieures droites.

DEUXIÈME POSITION DIAGONALE.

La deuxième position de l'occiput, appelée occipito-cotyloïdienne droite, offre le dos de l'enfant derrière le segment antérieur droit de l'utérus ; de même lorsque

4

l'une des régions du plan postérieur, ou du plan antérieur, ou enfin des plans latéraux droit et gauche, se fixe sur l'axe du détroit abdominal, le dos peut également correspondre au même segment utérin antérieur droit. On désignera d'abord (comme dans les positions dorso-antérieures gauches), le nom de la région qui se présente au détroit abdominal, et on ajoutera le surnom de dorso-antérieur droit ; exemple : les présentations de la nuque, du dos, de la poitrine, de l'abdomen , des épaules, des bras, etc. dorso-antérieures droites. (*Voyez les* 5 *figures de la* 3.*ᵉ planche.*)

Relativement aux deux plans latéraux du tronc fœtal, la position des régions qui les constituent, lorsque l'une d'elles se présente, n'est point facile à déterminer et ne peut être bien connue qu'en se rappelant l'exposé ci-dessus de la présentation des bras dorso-antérieure gauche. Pour bien concevoir les rapports des quatre plans du tronc fœtal avec les quatre parties diagonales ou segments de la cavité de la matrice, il faudra répéter dans chaque position la description qui concerne les présentations des bras. Or, si le dos de l'enfant répond au segment utérin antérieur droit, lorsque le bras gauche est sorti, ou lorsque l'épaule gauche se présente, la tête est au-dessus de la symphyse sacro-iliaque droite et le côté gauche de la base de la poitrine regarde la cavité cotyloïde gauche; mais la tête de l'enfant se trouve au-dessus de cette cavité cotyloïde et le côté droit du thorax est en rapport avec le segment utérin-postérieur droit, dans la présentation du bras droit dorso-antérieure droite. (*Voyez les* 4.*ᵉ et* 5.*ᵉ figures, de la* 3.*ᵉ planche*).

La main d'élection doit être la droite pour faire la version de l'enfant par les pieds dans toutes ces positions dorso-antérieures droites, excepté dans la présentation du bras gauche, où il faut changer la direction du tronc fœtal; manœuvre particulière que j'enseignerai à l'article de la deuxième position.

PRÉSENTATIONS

De l'occiput et des autres régions de l'un des quatre plans du tronc fœtal, dorso-postérieures droites.

TROISIÈME POSITION DIAGONALE.

La troisième position diagonale de l'occiput se trouve dans un sens inverse de la première, et la quatrième de la deuxième.

Elles sont reconnues moins avantageuses que les deux premières, parce que le front de l'enfant suit en devant, à gauche ou à droite, l'un des deux plans inclinés de l'excavation du bassin qui correspondent au fond des cavités cotyloïdes, et offre beaucoup plus de largeur sous l'arcade pubienne vers laquelle il est dirigé ; tandis que l'occiput arrondi, plus allongé, moins large, s'adapte parfaitement à la forme de cette arcade. Aussi la marche de l'accouchement naturel est plus longue et plus pénible, presque toujours impossible, sans l'application du forceps dans ces deux dernières positions diagonales, qui, d'une autre part, rendent la version de l'enfant par les pieds plus facile et plus directe. En effet, en opérant cette version, le dos de l'enfant abandonne la moitié postérieure de la curviligne diagonale, vient correspondre à la moitié antérieure de cette même curviligne et ne s'en éloigne pas sur la fin de la manœuvre; car les talons se trouvent immédiatement derrière les cavités cotyloïdes, sans être obligé, comme dans les deux précédentes positions de l'occiput, de faire exécuter au tronc fœtal un mouvement de rotation qui ramène le dos derrière l'une des cavités cotyloïdes, et par conséquent les pieds suivent directement les positions calcanéo-antérieures gauche ou droite.

Lorsque l'occiput se présente en troisième position, occipito-sacro-iliaque droite, le dos de l'enfant répond au segment utérin postérieur droit, où la main de l'accoucheur introduite dans la matrice reconnaît parfaitement le rapport, qui peut être le même dans les présentations de l'une des régions des plans postérieur, antérieur et latéraux du tronc du fœtus. On remarque alors que le ventre et la poitrine de l'enfant regardent le segment utérin antérieur gauche, le plan latéral gauche de son tronc se trouve derrière le segment utérin antérieur droit, enfin le plan latéral droit est placé au devant du segment utérin postérieur gauche; cette troisième position diagonale sera surnommée dorso-postérieure droite, désignant préalablement le nom de la région qui se présente au détroit abdominal; exemple : les présentations des épaules, des bras, etc. dorso-postérieures droites. (*Voyez les 5 figures de la 4.ᵉ planche*).

La description relative aux présentations des bras, suivant la troisième position, est nécessaire, pour être convaincu qu'elles offrent la même analogie des rapports des plans du tronc fœtal avec les segments utérins diagonaux. Si le bras gauche de l'enfant est sorti, le dos répondant au segment utérin postérieur droit, la poitrine et le ventre au segment utérin antérieur gauche, la tête se trouve appuyée sur la symphyse sacro-iliaque gauche, le côté gauche du thorax et de l'abdomen, devenu convexe, par la forte pression que la matrice exerce en se contractant, est placé derrière le segment utérin antérieur droit, et le plan latéral droit de son tronc, devenu concave, est dirigé vers le segment postérieur gauche et le fond de l'utérus. (*Voyez la 5.ᵉ figure de la 4ᵉ planche*).

Mais si le bras droit du fœtus se présente lorsque le dos est placé en arrière et à droite, la poitrine et le ventre en devant et à gauche, la tête correspond à la cavité cotyloïde droite; le reste du plan latéral droit du tronc, devenu convexe, par les fortes contractions utérines, est en rapport avec le segment postérieur gauche de la matrice, tandis que l'autre plan latéral gauche, devenu concave, regarde le segment antérieur droit et le fond de l'utérus. (*Voyez la 4.ᵉ figure de la 4.ᵉ planche*).

La main d'élection sera encore la droite, parce que le plan latéral droit du tronc fœtal répond à l'une des deux parties diagonales postérieures de la cavité de la matrice : c'est au segment utérin postérieur gauche. La version de l'enfant par les pieds sera donc faite avec la main droite dans toutes ces positions dorso-postérieures droites; excepté dans la présentation du bras gauche, où, la tête placée en arrière, il faut changer la direction du fœtus. Manœuvre que j'indiquerai à l'article de ces troisièmes positions.

PRÉSENTATIONS

De l'occiput et des autres régions de l'un des quatre plans du tronc fœtal, dorso-postérieures gauches.

QUATRIÈME POSITION DIAGONALE.

La quatrième position de l'occiput s'observe quelquefois, lorsque le dos de l'enfant correspond au segment utérin antérieur gauche.

Cet évènement provient du quart de rotation de la tête, que le fœtus a exécuté au moment de la rupture des membranes et de l'écoulement des eaux amniotiques. Aussi la réduction de la quatrième position de l'occiput à la première, lorsque la tête tombée dans l'excavation du bassin y devient libre par le plus grand espace qu'elle y trouve, ne peut s'effectuer spontanément que dans le cas du rapport primitif du dos de l'enfant avec le segment utérin antérieur gauche. Il est donc plus prudent d'être spectateur oisif de cette réduction spontanée, et de bien prendre garde de suivre le précepte irréfléchi de tenter cette réduction qui ferait périr l'enfant, si son dos répondait au segment utérin postérieur gauche, c'est-à-dire, si le tronc du fœtus se trouvait en quatrième position. Heureusement ces tentatives ont été souvent infructueuses, et la nature est devenue triomphante en terminant l'accouchement suivant la quatrième position, lorsque la tête était peu volumineuse : autrement il faudrait avoir recours plutôt à l'application du forceps.

D'après cet évènement, qu'on remarque aussi dans les trois positions précédentes, on ne peut caractériser la présentation de l'occiput dorso-postérieure gauche que par l'introduction de la main dans la cavité de la matrice.

Mais, le plus ordinairement, l'occiput se trouvant en quatrième position, occipito-sacro-iliaque gauche, le dos de l'enfant est placé au-devant du segment utérin postérieur gauche. Ce rapport du dos se maintient le même dans le cas de présentations de l'une des régions des plans postérieur, antérieur et latéraux du tronc fœtal, car le ventre et la poitrine de l'enfant correspondent au segment utérin antérieur droit, le plan latéral droit regarde le segment utérin antérieur gauche, et le plan latéral gauche est situé au-devant du segment utérin postérieur droit. On peut surnommer cette quatrième position diagonale dorso-postérieure gauche. On désignera, comme dans les précédentes positions, le nom de la région caractérisée par le toucher au détroit abdominal; ainsi, on nommera présentations de l'occiput, de la nuque, du thorax, de l'abdomen, des

épaules , des bras , etc. , dorso-postérieures gauches. (*Voyez les* 5 *figures de la*
5.ᵉ *planche*).

Dans cette quatrième et dernière position diagonale , la même analogie des
rapports des plans du tronc fœtal avec les quatre segments utérins diagonaux ,
sera prouvée évidemment par la description des présentations des bras droit et
gauche , dorso-postérieures gauches ; on remarquera alors , à la sortie du bras
droit , que le dos de l'enfant sera incliné vers le segment utérin postérieur gauche , que sa poitrine et son ventre seront dirigés vers le segment utérin antérieur
droit , que la tête sera placée au-dessus de la symphyse sacro-iliaque droite , que
la partie inférieure du plan latéral droit , de son tronc , devenu convexe , répondra au segment utérin antérieur gauche , et , qu'enfin , le plan latéral gauche ,
devenu concave , regardera le segment postérieur droit et le fond de la matrice.
(*Voyez la* 5ᵉ *figure de la* 5ᵉ *planche*).

La présentation du bras gauche est surnommée dorso-postérieure gauche , parce
qu'on trouve le dos de l'enfant au-devant du segment utérin postérieur gauche ,
sa poitrine et son ventre derrière le segment utérin antérieur droit , sa tête correspond à la cavité cotyloïde gauche , le côté gauche du thorax et de l'abdomen,
devenu convexe , regarde directement le segment utérin postérieur droit ; enfin ,
la totalité du plan latéral droit , de son tronc , devenu concave et supérieur, est
inclinée vers le segment antérieur gauche et le fond de l'utérus. (*Voyez la* 4ᵉ *fi-*
gure de la 5.ᵉ *planche*).

Pour faire la version de l'enfant par les pieds , dans le cas des présentations
dorso-postérieures gauches , il faut préférer la main gauche , excepté dans la présentation du bras droit , dorso-postérieure gauche , où la tête correspond à la
symphyse sacro-iliaque droite.

En résumé , la main d'élection est la gauche pour la première et la quatrième
position des présentations de toutes les régions énoncées ci-dessus ; de même
aussi la main droite est choisie préférablement pour opérer la version de l'enfant
par les pieds , lorsque ce mêmes régions se présentent en deuxième et troisième
position. Cependant il faut excepter de cette règle générale les présentations des
bras où la tête se trouve au-devant et au-dessus des symphyses sacro-iliaques.

Les exposés qui viennent d'être faits sur les présentations des bras, des épaules ,
démontrent évidemment que le plan latéral du fœtus , opposé à celui qui se
présente , ne peut toucher immédiatement le fond de la matrice , comme quelques auteurs même modernes l'ont annoncé, se persuadant que la direction du
corps de l'enfant était horizontale , c'est-à-dire , en ligne directe sur le détroit abdominal. Ils ont sans doute oublié de se figurer la forme ovoïde du globe utérin
qui , surtout au moment de ses contractions , fait rapprocher de la direction
de l'axe de ce détroit la longueur du tronc fœtal , et le recourbe en même-temps
suivant l'inclinaison décrite dans chaque présentation des bras.

Je ne parlerai pas ici de plusieurs modifications que l'on doit observer exacte-
ment dans les différents temps de l'opération, malgré le choix parfait de la
main d'introduction. Ces diverses modifications particulières ne peuvent être bien

enseignées qu'en faisant l'exposé des temps de la manœuvre applicable sur-tout aux présentations des régions du plan antérieur du tronc fœtal ; elles contribuent spécialement à la conservation de la vie de l'enfant , bien compromise par le renversement de son tronc en sens inverse de son attitude naturelle.

Cette nouvelle doctrine , suffisamment détaillée , et bien connue , simplifie toutes les théories vagues, et indique positivement au praticien l'élection de la main d'introduction pour opérer avec plus de certitude et de succès.

EXPLICATION

Des cinq planches contenues dans la 1.re livraison.

LES enfants dépeints dans les quatre dernières planches de la première livraison, n'offrent point les traces du cordon ombilical, parce que les quatre plans de leur tronc paraissent plus parfaitement en rapport avec les segments diagonaux de l'utérus. Mais ce cordon fixé à l'ombilic, son origine au placenta, l'insertion de ce dernier sur un des points de la cavité utérine seront bien visibles, en totalité ou en partie, sur toutes les figures des planches qui serviront aux démonstrations dans les quatre autres livraisons. En décrivant le manuel opératoire, j'enseignerai les moyens d'éviter la compression du cordon, sa trop grande distension, et même le décollement prématuré du placenta.

On verra que la tête se trouve au-dessus du détroit abdominal et n'est point engagée dans ce détroit, lorsque l'occiput se présente suivant les premières figures des quatre dernières planches. Je veux faire remarquer que, la petite quantité des eaux amniotiques contenues dans les membranes intègres, ne permettant plus une grande mobilité au fœtus, la position diagonale de le tête et du tronc se maintient déjà avant la rupture de ces membranes.

PREMIERE PLANCHE.

LA première figure représente le bassin d'une femme vu de profil. Au détroit abdominal sont adaptées deux curvilignes diagonales, dont les bouts antérieurs partent des cavités cotyloïdes gauche et droite, montent obliquement en devant, s'entrecroisent et vont aboutir diagonalement aux deux symphyses sacro-iliaques opposées. L'entrecroisement de ces deux curvilignes de niveau avec l'ombilic de la femme, correspond toujours à l'axe du détroit abdominal.

La curviligne diagonale cotyloïdo-sacro-iliaque droite est remarquable par les deux numéros 1.

La curviligne diagonale cotyloïdo-sacro-iliaque gauche est marquée par les deux numéros 2.

La seconde figure représente un bassin vu en face; au détroit abdominal se trouve adaptée la matrice développée au dernier terme de la gestation; elle est divisée en quatre portions égales ou segments. Le numéro 1 désigne le segment utérin antérieur gauche, le numéro 2, le segment utérin antérieur droit, le numéro 3, le segment utérin postérieur droit, enfin le numéro 4, le segment utérin postérieur gauche.

Nota. Le segment utérin antérieur gauche est renversé en dehors et en devant pour découvrir la cavité de la matrice et voir distinctement ses quatre segments.

DEUXIÈME PLANCHE.

Les cinq figures contenues dans cette planche, dépeignent la première position diagonale, ou les présentations des régions du fœtus dorso-antérieures gauches ; SAVOIR :

La première figure fait voir la présentation de l'occiput.

La deuxième, la présentation de la nuque et du dos.

La troisième, la présentation du thorax, qui est une des régions du plan antérieur du tronc fœtal.

La quatrième, le bras gauche sorti, la tête placée au-dessus de la cavité cotyloïde droite, la partie inférieure du plan latéral gauche située en arrière et à gauche, et le plan latéral droit en devant et à droite.

La cinquième figure représente la sortie du bras droit, la tête et le plan latéral gauche situés au-dessus de la symphyse sacro-iliaque gauche; le plan latéral droit, devenu convexe, regarde le segment utérin antérieur droit.

TROISIÈME PLANCHE.

Les cinq figures indiquent la seconde position diagonale, ou les présentations des régions du fœtus dorso-antérieures droites ; SAVOIR :

La première figure est la présentation de l'occiput.

La deuxième, celle de la nuque et du dos.

La troisième, celle du thorax.

La quatrième, celle du bras droit, dorso-antérieure droite.

La cinquième dépeint la sortie du bras gauche, dorso-antérieure droite.

QUATRIÈME PLANCHE.

Troisième position diagonale, ou les présentations des régions du fœtus dorso-postérieures droites.

Des cinq figures qui se remarquent dans cette planche, la première est la présentation de l'occiput, dorso-postérieure droite.

La deuxième, celle de la nuque et du dos.

La troisième, celle du thorax.

La quatrième fait voir la sortie du bras droit, dorso-postérieure droite.

La cinquième, la sortie du bras gauche, dorso-postérieure droite.

CINQUIÈME PLANCHE.

Quatrième position diagonale, ou les présentations des régions du fœtus dorso-postérieures gauches.

Des cinq figures la première est la présentation de l'occiput, dorso-postérieure gauche.

La deuxième, celle de la nuque et du dos.

La troisième, celle du thorax.

La quatrième dépeint la sortie du bras gauche, dorso-postérieure gauche.

La cinquième, la sortie du bras droit, dorso-postérieure gauche.

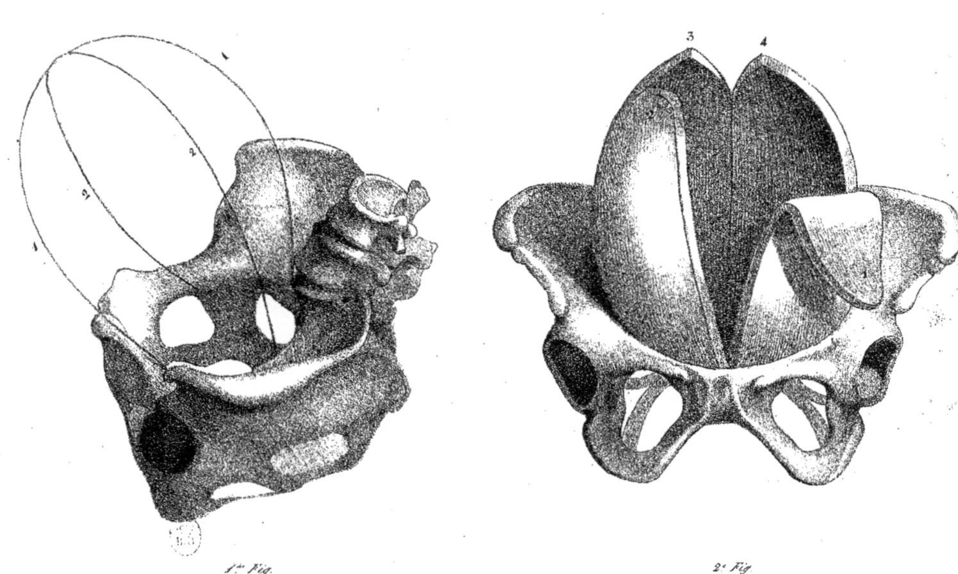

1.re Fig.

2.^e Fig.

Lit. de Landais et Audinet Paris.

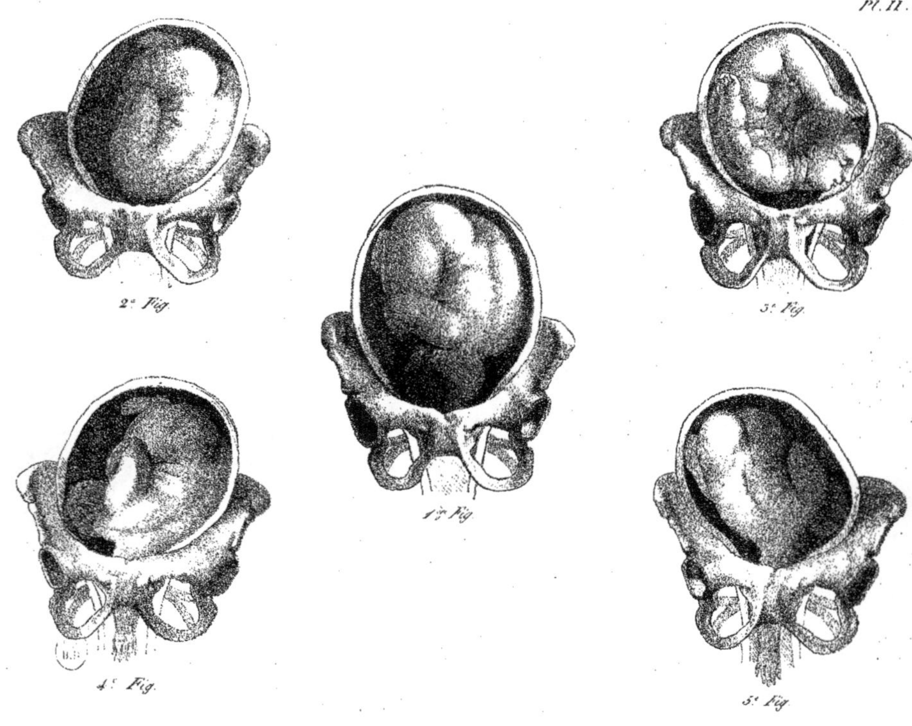

Pl. II.
2.e Fig.
3.e Fig.
1.re Fig.
4.e Fig.
5.e Fig.

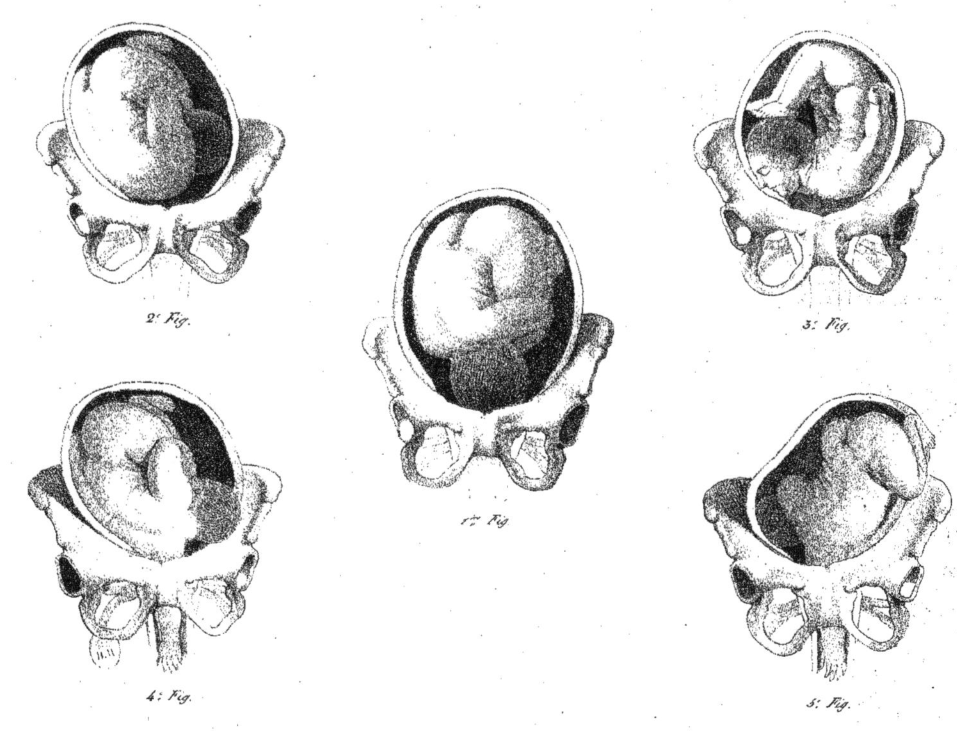

2ᵉ Fig.

3ᵉ Fig.

1ʳᵉ Fig.

4ᵉ Fig.

5ᵉ Fig.

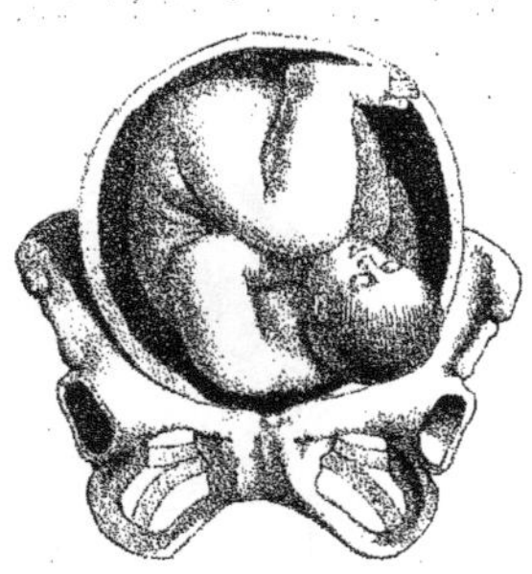

2.º Fig.

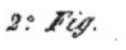

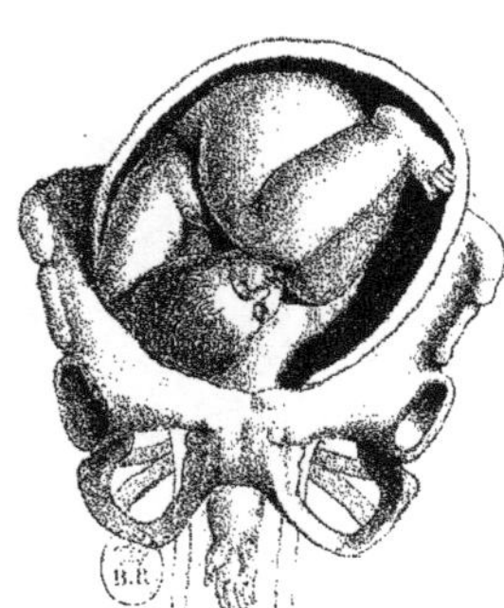

4.º Fig.

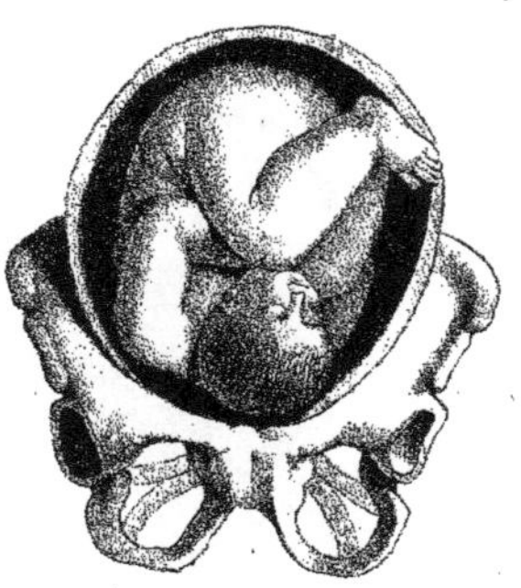

1.re Fig.

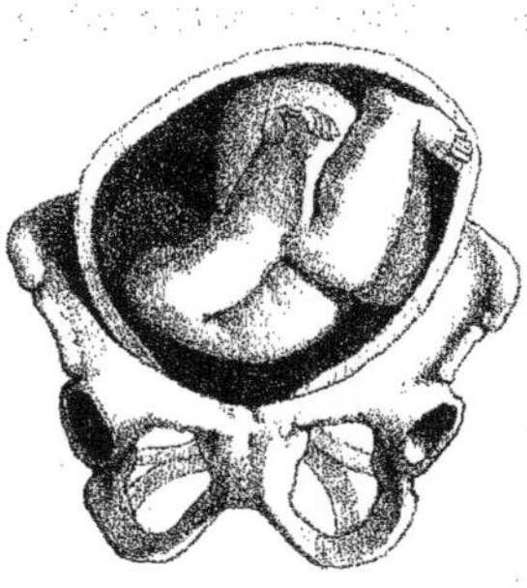

3.º Fig.

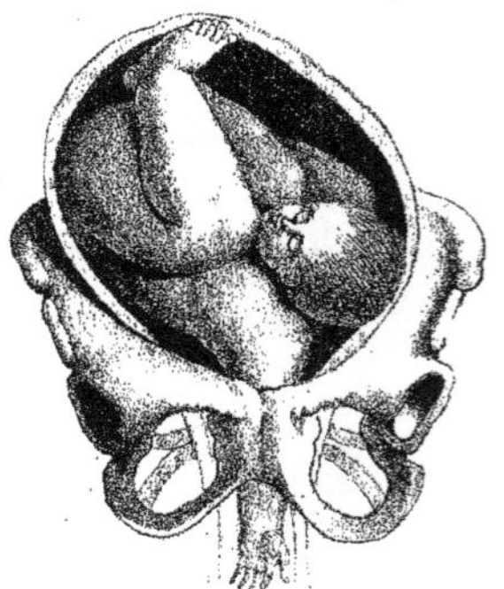

5.º Fig.

Tû. de Lambert et Breton.